LES DENTS

ET

LEURS MALADIES,

Observations pratiques,

PAR M. DOP PÈRE,

CHIRURGIEN-DENTISTE,

Inventeur de plusieurs procédés nouveaux pour le rétablissement mécanique des dents et d'un instrument propre à remédier aux accidens redoutables et fréquemment mortels de la dentition laborieuse chez les enfans.

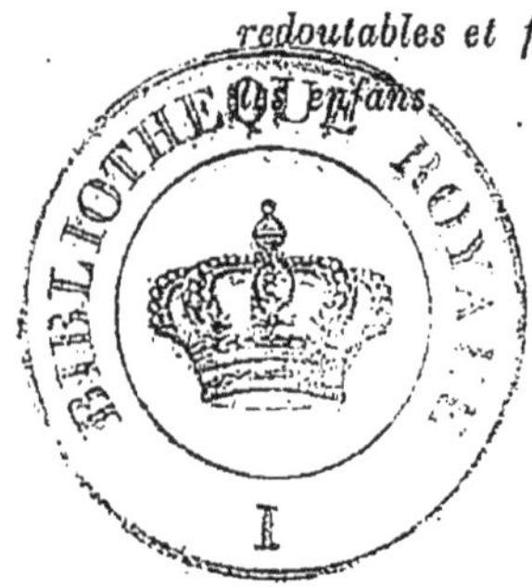

TOULOUSE,
IMPRIMERIE DE J.-B. PAYA,
Hôtel Castellane.
1843.

OBSERVATIONS PRATIQUES

SUR

LES DENTS ET SUR LEURS MALADIES,

PAR M. DOP PÈRE, CHIR.-DENTISTE.

De jolies dents sont, de tous les agrémens qui nous captivent dans la beauté, le seul impossible à contester, le seul, en un mot, qui ne soit point arbitraire.

Des dents blanches, complètes, bien rangées, plaisent à tout le monde; leur beauté appelle nos regards, nous enchante et nous séduit. Les yeux, la bouche et tous les divers traits de la physionomie peuvent, malgré la plus grande régularité, nous trouver indifférens, parce que la beauté, sujette aux mille fantaisies de l'imagination, est aussi exposée aux caprices de mille jugemens. De belles dents ont seules le privilége de nous captiver toujours, comme tout ce qui renferme en soi, l'agréable et l'utile, en même temps; les dents, en effet, ne contribuent pas seulement à l'agrément et aux charmes de la bouche, mais elles ornent et embellissent encore toute la figure. En fournissant un point d'appui aux goûts et aux lèvr s, elles s'opposent à l'invasion désolante des rides, qui déforment les plus beaux traits chez la personne dont les dents ont subi l'injure de l'âge et des maladies. Les dents contribuent à la santé, elles contribuent à la vie; c'est d'elles, en effet, que dépend la mastication sans laquelle la digestion est dérangée et souvent impossible; le sang, la nutrition, les belles formes, la santé, découlent des produits vivifians de la digestion, ce qui fait que, sans les dents, la vie demeure languissante, et que l'existence se traîne monotone jusqu'à ce qu'enfin le délabrement complet des forces, annonce que tout dépérit et va s'écrouler.

Des dents détériorées flétrissent le timbre de la voix; elles nuisent à la respiration; elles attirent les fluides buccaux; elles rendent la parole difficile, sifflante, désagréable; elles ôtent aux gencives leur couleur rosée et elles donnent enfin à la bouche, une odeur fétide, repoussante et insupportable aux personnes saines, avec lesquelles on se trouve en relation.

Il résulte de toutes ces considérations, que les soins de la bouche ne sauraient être assez recommandés aux personnes qui veulent jouir des avantages d'une bonne et belle denture. Les maladies des dents sont peut-être les plus nombreuses de celles qui attaquent les hommes ; à peine, en effet, l'homme vient-il au monde, qu'une dentition laborieuse compromet souvent son existence, les progrès de l'âge ou les maladies viennent à leur tour, réclamer l'intelligence du dentiste habile, qui à force de travaux a appris à rémédier aux injures de la nature ; des dents qui manquent sont remplacées par des dents artificielles, qui remplissent toutes les conditions de beauté et d'agrément des dents naturelles. La destruction par la carie le plus souvent prématurée, le défaut de blancheur, les vices de conformation et d'arrangement symétrique, enfin, la douleur aiguë qui accompagne ordinairement ces vices et ces maladies, font l'objet de méditation de tout dentiste instruit. Je dis de tout dentiste instruit, parce qu'il en est réellement bien peu qui se montrent consciencieux dans leurs études et dans leur pratique. *Apparent rari nantes in gurgite vasto.*

Nous publierons incessamment un examen approfondi des maladies de la bouche, considérées dans les divers âges : l'enfance ayant principalement captivé notre attention, vu que l'étude des maladies de la bouche, chez les enfans, avait été généralement très négligée jusqu'à nous. Nous allons, par anticipation, dire quelques mots d'une maladie très commune dans l'enfance, de la *première dentition* laborieuse, maladie dont j'abrége les souffrances et que je guéris comme par enchantement, à l'aide d'un instrument de mon invention.

La nature prévoyante, a dit *Fr. Hoffmann*, n'a pas voulu que les enfans vinssent au monde avec les dents, mais, d'une compassion pleine d'intérêt pour les pauvres mères, elle a ordonné que les dents s'accrussent lentement, et qu'ainsi les nourrices fussent à l'abri d'un chagrin, d'un allaitement douloureux.

Le travail de la *première dentition* commence à se faire vers le *cinquième mois* de la vie extra-utérine.

Voici l'ordre dans lequel s'effectue l'éruption des dents de l'enfance : 1° *six ou sept mois après* la naissance apparaissent les *deux incisives* moyennes de la machoire *supérieure* ; 2° *quelques semaines après les deux incisives* moyennes de la machoire *inférieure ;* 3° viennent ensuite *quelques semaines après les deux incisives latérales* des deux machoires ; 4° les *quatre petites molaires intérieures (deux à chaque machoire)* apparaissent douze ou quatorze mois après la naissance ; 5° l'éruption des *dents canines* se fait vers le commencement de la *deuxième année;* 6° enfin, vers la *seconde et troisième* année apparaissent les *quatre petites molaires postérieures (deux à chaque machoire).*

Tel est l'ordre d'apparition le plus fréquent des *dents de lait*, qui sont au nombre de 20, 10 pour chaque machoire; 2 incisives centrales, 2 incisives latérales, 2 canines et 4 petites molaires.

Les symptômes de la dentition laborieuse chez les enfans, sont tellement nombreux et extraordinaires qu'il est difficile, dit *Hunter*, de concevoir qu'ils puissent avoir une semblable origine.

Les enfans deviennent tristes, s'agitent, pleurent, ont le pouls, le sommeil agités, et sont pris fréquemment de convulsions. Leurs yeux deviennent rouges, les gencives se gonflent, la plupart des glandes se tuméfient; il survient des toux convulsifs, des vomissemens fréquens de lait coagulé, des éruptions à la peau, des diarrhées séreuses et sanguinolentes; la gangrène envahit quelquefois la bouche; enfin, par suite des fatigues, des douleurs et de l'exaspération du système nerveux, *il arrive fréquemment que ces petits malades succombent.*

La nécropsie démontre des inflammations intérieures et tous les signes de l'hydrocephale aiguë.

Tel est le caractère et tels sont les symptômes d'une maladie meurtrière chez les enfans. Tous ces symptômes ont leur origine dans la tension et le déchirement des parties nerveuses, dans la pression, la lacération des gencives, des alvioles et du nerf dentaire.

La dentition laborieuse est tellement funeste, les suites sont tellement incertaines, qu'au jugement du célèbre docteur *Franck*, à peine doit-on féliciter les parens, sur leurs enfans, avant que l'époque de la première dentition soit passée. *Hoffmann* regarde cette maladie comme la plus meurtrière des enfans ; *Plenk*, lui attribue le tiers de la mortalité qui a lieu dans l'enfance; notre expérience nous a appris aussi, que la mortalité des deux premières années de la vie, doit être rapportée à l'éruption laborieuse des dents et aux complications sympathiques qui sont la conséquence fâcheuse de cette cruelle maladie.

L'enfance extrême, la débilité comme l'état de pléthore contribuent à augmenter les dangers de la première dentition.

J. Franck et *A. Leroy*, ont observé que la maladie présente plus de gravité chez les garçons, et qu'elle est d'autant plus funeste, que la température est froide et humide.

Si l'éruption a lieu pour plusieurs dents à la fois, la maladie est pleine de danger.

Il résulte aussi des observations d'*Hippocrate* (*Aph.* 25, *s. III.*) et des recherches d'*Hunter*, que l'éruption des canines est la plus laborieuse de toutes. — Cela provient de ce que les canines doivent sortir dans l'espace qui demeure entre les incisives latérales et les petites molaires dont l'éruption a déjà eu lieu lorsque apparaissent les canines. L'inflammation est d'autant plus violente, que l'espace dans lequel se fait un grand afflux de sang est plus borné. Le *stimulus inflammatoire* est plus fort, par suite des bornes qui s'opposent à une extension qui aurait diminué son impétuosité.

TRAITEMENT DE LA DENTITION LABORIEUSE CHEZ LES ENFANS.

Tenez les enfans chaudement et laissez la dentition se faire, sans intervenir dans le travail de la nature, toutes les fois qu'il n'y aura point de fièvre ni un trouble notable dans les fonctions.

Dans le cas contraire, c'est-à-dire, s'il survient des symptômes qui présentent des caractères trop fâcheux, il convient d'appeler le dentiste qui est l'homme le plus à même de juger la maladie, puisque la cause de toutes les complications fâcheuses est de son ressort.

Faisant abstraction de la part du médecin, s'il y a lieu à l'appeler, arrêtons-nous sur celle du dentiste, et voyons ce qu'il y a à faire.

Il résulte de l'observation et il est incontestable que l'éruption des dents se faisant d'une manière laborieuse peut entraîner les accidens les plus funestes ; rendre cette éruption facile, rapide et la moins douloureuse possible, tel est le but que nous devons chercher à atteindre.

Si nous réfléchissons sur le travail de la dentition, nous trouverons dans la dentition laborieuse un ordre de souffrances, dont la cause est toujours purement mécanique : une gencive dure et résistante qui s'oppose à la sortie de la dent, telle est la cause unique de la maladie.

Accordons-nous toute notre confiance à l'action incertaine des émolliens sur les gencives? Nous croyons que c'est s'abuser que d'y trop compter ; c'est méconnaître les ressources de l'art, que de leur accorder une confiance trop exclusive. Eh! quoi, puisque vos enfans meurent malgré les onctions sur les gencives avec l'huile et le miel, que la moitié est jetée dans le tombeau malgré les soins tendres et affectueux de leurs mères ; resterions-nous inactifs en voyant ces maux, et notre art serait-il impuissant pour les prévenir? Non, il n'en sera pas ainsi, et je viens doter l'humanité d'un moyen efficace contre cette cruelle maladie; des travaux constans et assidus sur ce point de la médecine dentaire, m'ont conduit aux résultats les plus heureux.

Après bien des essais, je suis parvenu à confectionner un petit instrument qui, en agissant sur les gencives, fait cesser à l'instant les souffrances des enfans, en favorisant l'éruption rapide et sans douleur des dents molaires ou canines, lorsque cette éruption est laborieuse.

J'opère toutes les fois que la gencive recouvrant les alvéoles se trouve tendue et soulevée par la dent qui cherche à sortir, toutes les fois qu'il y a par cette cause une rougeur vive avec gonflement et douleur, et qu'une fièvre intense fait craindre des convulsions si on ne facilite de suite l'éruption de la dent.

Mes opérations ont été constamment couronnées de succès. Après l'opération, la fièvre cesse, l'enfant redevient gai, les fonctions rentrent dans leur état normal et les dents apparaissent aussitôt, sans occasionner la moindre douleur.

J'appelle l'attention des mères de famille sur

la précieuse découverte de mon instrument, à l'aide duquel je fais cesser, comme par enchantement, les douleurs et les dangers de la maladie la plus meurtrière de l'enfance. J'ai lieu de croire que ces paroles adressées au cœur tendre des mères ne seront pas perdues; c'est la seule gloire, la seule ambition dont je veuille aujourd'hui entourer mes travaux.

NOTE

SUR QUELQUES AFFECTIONS DE LA BOUCHE.

M. DOP père s'occupe d'une manière spéciale de toutes les maladies qui peuvent affecter la bouche, en général. Les unes se rapportent à la position défectueuse et non symétrique des dents, à leur défaut de connexion ou à l'altération de la substance dentaire elle-même ; les autres, affectent les gencives, ce sont des inflammations, des abcès, des fistules ou des tumeurs fougueuses. La mécanique nous offre ses ressources pour la guérison du premier ordre de ces maladies; les médicamens internes et les opérations chirurgicales sont mises à contribution dans le second.

Une pratique de quarante années dans la médecine et la chirurgie dentaire, nous a dévoilé les meilleures méthodes, les meilleurs procédés, pour remédier à ces fâcheuses maladies. Ici, je restaure et je pallie; là, je cautérise et j'anéantis le mal, jusques dans ses racines.

On voit tous les jours de ces bouches malades, qui exhalent une odeur fétide, dont les dents sont recouvertes d'un enduit dégoûtant et dont les gencives suppurantes laissent suinter de leur intérieur des humeurs ou du sang. Des milliers de malades ont été guéris, par mes soins, de ces déplorables maladies.

Les cas graves nécessitent des opérations, mais le plus ordinairement mon élixir odontalgique et les poudres dentifrices que je compose, suffisent pour obtenir une cure complète en peu de jours.

Si ma sollicitude s'est émue à l'aspect de ces maladies, dans lesquelles échouent la plupart des dentistes, elle a dû s'arrêter aussi sur les moyens de les prévenir. Le moyen par excellence consiste dans l'usage de mon élixir odontalgique; il est très bon aussi de se rincer la bouche avec du vin immédiatement après le repas.

Les personnes qui viendront me consulter, trouveront en moi un homme qui n'aspire qu'à se faire remarquer par son expérience, ses bons procédés et ses égards pour les malades.

RECHERCHES

SUR LA

CARIE DENTAIRE.

La carie est une destruction de la dent par décomposition. Je divise les causes qui donnent lieu à la carie, en causes immédiates, causes médiates et causes prédisposantes.

Les causes immédiates sont :

1° Le séjour prolongé des substances alimentaires ou des humeurs buccales sur les dents ;

2° La prédomination d'un acide dans les humeurs de la bouche.

3° L'action des acides sur les dents.

Je sais que la première de ces causes a été mise en doute ; mais, sans chercher ici à réfuter les raisonnemens qui ont été apportés contre cette opinion, je vais simplement développer les raisons sur lesquelles je la fonde.

Première preuve. On se sert, pour fixer les dents postiches, de cordonnets de soie. Ces cordonnets, qui entourent les dents voisines, s'imprégnent bientôt de salive, se couvrent de particules alimentaires; bientôt ils se corrompent, ils deviennent alors pour la dent une cause de carie. Cela est si vrai, que les limites de la carie provenant de cette cause sont tracées par le fil lui-même.

Deuxième preuve. Pour soutenir des pièces de dents postiches, on se servait, autrefois, de boîtes métalliques qui enveloppaient une ou plusieurs dents. On se sert encore aujoud'hui de ces mêmes boîtes, pour faire cesser la douleur produite par l'usure rapide des dents.

Ces boîtes ne sont pas ajustées avec une telle précision qu'il n'existe entr'elles et la dent, quelques vides. Les fluides de la bouche, des particules alimentaires, se logent bientôt dans ces vides, et si les personnes qui portent ces boîtes sont peu soigneuses de leur bouche ou restent plusieurs jours sans la nettoyer, ces fluides de la bouche, ces particules alimentaires se décomposent et deviennent alors pour la dent, une cause fort active de carie. J'ai vu des molaires dont les couronnes avaient été entièrement détruites par l'action de cette cause dans l'espace de six mois, cinq mois, quatre mois.

Troisième preuve. On se sert, pour dents artificielles, de dents humaines et de dents d'hippopotame. Ces dents étant de nature organique sont susceptibles de se décomposer dans la bouche. Eh bien ! si, par une économie mal entendue, les personnes qui les portent les conservent encore lorsqu'elles sont dans un état de décomposition , elles carient les dents voisines avec lesquelles elles sont immédiatement en contact.

Je crois que voilà suffisamment des preuves pour convaincre que les alimens et les fluides de la bouche ou des corps organiques en décomposition sur les dents , carient les organes.

Fortifions cependant ces preuves par les considérations suivantes :

Si les personnesqui ont besoin de leur ministère , avaient le bonheur de trouver des dentistes expérimentés, qui ajusteraient les cuvettes, les crochets et les boîtes, les dents qui les supportent seraient à l'abri de tout danger.

M. DOP père, qu'une longue expérience a mis à même de remédier à tous les inconvéniens ci-dessus, parlera, dans une seconde brochure , de toutes les maladies de la bouche, provenant de la malpropreté des dents et des soins qu'il faudra en avoir pour les empêcher de se gâter.

Imprimerie de J.-B. PAYA.

www.ingramcontent.com/pod-product-compliance
Ingram Content Group UK Ltd.
Pitfield, Milton Keynes, MK11 3LW, UK
UKHW021041200726
13857UKWH00005B/1865

9 782012 176768